Hygge

Glücklich sein ist einfach - dänischer Lebensstil für mehr Glück im Alltag

Bonus:
Meditationsübungen für ein entspanntes Leben

von Anja Larsen

Inhaltsverzeichnis

Kapitel 1: Hygge – Definition und Ursprung

Die heutige Gesellschaft zeichnet sich dadurch aus, dass viele Menschen gar nicht mehr wissen, wo ihnen der Kopf steht. Stetig wachsender Leistungsdruck und immer mehr Herausforderungen sorgen dafür, dass Stress ein ständiger Begleiter im Alltag ist. Dabei geben nicht nur Mediziner und Wissenschaftler zu bedenken, dass es neben Stress und Hektik auch Phasen der Ruhe und Entspannung geben muss. In diesem Punkt sind uns die Skandinavier weit voraus. Auch sie haben es mit einem stetig ansteigenden Leistungsdruck zu tun.

Auch sie sehen sich täglich neuen Herausforderungen gegenüber, die gemeistert werden wollen. Dennoch sind die Menschen aus den skandinavischen Ländern deutlich gelassener und entspannter als so manch anderes europäische Volk. Doch woran liegt das eigentlich? Was machen die Menschen in Dänemark zum Beispiel anders als wir? Wie gelingt es den nordischen Völkern auch dann nicht den Kopf zu verlieren, wenn andere schon längst aufgegeben haben? In Dänemark nennt man das „Hygge“. Dabei handelt es sich weniger um einen Trend als um eine Lebensweise. Alles, was irgendwie gemütlich ist und zu einer positiven Grundstimmung beiträgt, nennen die Dänen hyggelig. Im Folgenden soll auf diese Lebensart eingegangen werden.

Das Wort Hygge wurde inzwischen in den deutschen Duden aufgenommen. Doch wie lässt es sich eigentlich genau übersetzen? Das ist wahrlich nicht ganz einfach. An sich könnte man Hygge mit dem Wort Gemütlichkeit übersetzen. Jedoch würde diese Übersetzung noch längst nicht alles abdecken, was Hygge eigentlich ausmacht. Hygge ist so alt wie das Herkunftsland Dänemark selbst. Diese Lebensweise macht sogar einen grundsätzlichen Bestandteil der dänischen Tradition aus. Wer Hygge praktiziert, ist ein positiver und optimistischer Mensch. Er versucht, wann immer es ihm möglich ist, eine warme und herzliche Atmosphäre zu schaffen. In dieser gemütlichen Atmosphäre genießt man dann das Gute im Leben, ob allein oder gemeinsam mit anderen Menschen.

Es kann also vieles Hygge sein. Hygge ist alles, was dazu beiträgt, dass es einem gut geht: Das wärmende Licht der Kerzen, weil es ein Wohlgefühl bei den Menschen erzeugt. Freunde und Familie, die einem immer Halt und Kraft geben. Und auch das leibliche Wohl darf in dieser Aufzählung nicht fehlen. So ist ein gutes Essen mit netten Menschen auch irgendwie Hygge. Das haben die Dänen am hyggelig sein ganz besonders gern. Sie sitzen gern mehrere Stunden mit lieben Menschen am Tisch, lassen sich die Köstlichkeiten schmecken und setzen sich mit den großen und kleinen Dingen des alltäglichen Lebens auseinander. Vielleicht ist diese Lebensweise ein guter Erklärungsansatz dafür, warum die Dänen oft als das glücklichste Volk der Welt bezeichnet werden.

Auch wenn Hygge zweifelsohne ein dänischer Trend ist, ist der Ursprung nicht in diesem skandinavischen Land zu finden. Vielmehr stammt das Wort Hygge aus dem norwegischen Sprachgebrauch. Dort bedeutet es so viel wie das Wohlbefinden. Erst gegen Ende des 18. Jahrhunderts tauchte der Begriff erstmals in der dänischen Schriftsprache auf. Seitdem ist Hygge aus dem Dänischen jedoch nicht mehr wegzudenken. Die Dänen haben es sich seit dieser Zeit zur Aufgabe gemacht, die „Hygge“ in alle alltäglichen Prozesse zu integrieren. So lässt sich diese auch auf verschiedene Alltagssituationen anwenden. Was auch erklärt, warum Hygge so vielseitig ist.

Was es mit diesem Wohlgefühl auf sich hat, ist in Dänemark das ganze Jahr über zu spüren. So kann eigentlich immer von der Hygge-Saison gesprochen werden. Auch Touristen werden in ihrem Urlaub gewiss merken, was alles hyggelig sein kann. Hygge ist auch an keinen festen Ort gebunden. Auf Hygge stößt man in Dänemark eigentlich immer. Egal, ob man an die Nordsee reist oder zur Ostsee unterwegs ist. Hygge befindet sich auch in allem. So sieht man diesen ganz spezifischen Stil etwa in jeder Wohneinrichtung eines Hotelzimmers oder Ferienhauses.

Des Weiteren zeichnen sich die vielen kleinen dänischen Cafés durch das dänische Wohndesign und drücken somit auch dieses Lebensgefühl aus. Natürlich dürfen auch die kulinarischen Köstlichkeiten nicht fehlen, die in den verschiedenen Restaurants angeboten werden. Hier kann man Hygge sogar schmecken. Spürbar ist dies in Dänemark vor allem während der Sommermonate. So macht es man sich hyggelig, wenn man mit lieben Menschen gemeinsam im Park ein Picknick einnimmt. Aber auch die vielen Open-Air-Veranstaltungen und Konzerte tragen einen Hauch von Gemütlichkeit in sich.

Hygge kann aber auch auf sportliche Art und Weise erlebt werden: Etwa dann, wenn man gemeinsam eine Radtour unternimmt und dabei Dänemarks schönste Seiten erkundet. Besonders ausgemacht wird dieses Wohlgefühl in Dänemark bei Kerzenschein. Kerzen leuchten dort demnach auch das ganze Jahr über. Nicht zuletzt darauf ist es wohl zurückzuführen, dass der Däne etwa 6 bis 8 Kilogramm Kerzen im Jahr verbraucht. Der deutsche Bürger hingegen benötigt nicht einmal halb so viele.

Seine Hochsaison erlebt Hygge vor allem in der Winterzeit. Dies liegt wahrscheinlich auch daran, dass die dänischen Winter kalt und dunkel sind. Es spricht gegen das dänische Lebensgefühl, diese Dunkelheit einfach zu akzeptieren und sie hinzunehmen. Nein, die Dänen vergraben sich nicht im Dunkel der Wintermonate. Vielmehr lassen sie die „Hygge“ in ihren Alltag einziehen – und das natürlich, wie sollte es anders sein, mit unzähligen Kerzen. Es lohnt sich auch zur Weihnachtszeit, das skandinavische Land zu erkunden. Neben der gemütlichen Beleuchtung, die man vor allem in den Straßen großer Städte sehen kann, gibt es dort auch etwas Kulinarisches: Gegen die eisige dänische Kälte hilft ein hyggeliger dänischer Glühwein, der dort Glogg genannt wird.

Was Hygge eigentlich bedeutet, das lernen die Dänen schon von Kindesbeinen an. Sie lernen den Klang des Wortes kennen. Das klingt auch in dänischen Kinderohren so gut, dass Hygge einfach nichts Schlechtes sein kann. Kinder erhalten das gelassene dänische Lebensgefühl also bereits in die Wiege gelegt. So wird es über Generationen immer weitergegeben. Wer diese Lebensweise als Kind bereits genossen hat, der praktiziert es auch als Erwachsener immer weiter und gibt es später seinen eigenen Kindern mit auf ihren Lebensweg. Das Erfolgsrezept von Hygge liegt also in der Pflege dieser dänischen Tradition.

Auch wenn Hygge vor allem bedeutet, die kleinen Dinge des Alltags zu schätzen, heißt das nicht, dass die Dänen ohne Erwartungen durchs Leben gehen. Der Alltag ist jedoch das, was jeder selbst gestalten kann, und genau das weiß das skandinavische Volk auch zu schätzen. Es muss nicht immer der 6er im Lotto sein, der einem ein Lächeln auf die Lippen zaubert. Die Dänen erfreuen sich auch an einem gemütlichen Abend vor dem Kamin mit einem guten Buch auf dem Schoß. Sie erfreuen sich aber auch daran, wenn sie auf der Straße von einem fremden Menschen ein Lächeln geschenkt bekommen. Auch jeder Sonnenaufgang in Dänemark ist ein Stückchen Hygge – und das nicht nur, weil es in Dänemark lange dunkel ist. Eine dänische Dichterin hat Hygge einmal wie folgt beschrieben: Sie hat gesagt, Hygge ist ein Daseinszustand, in welchem man einfach mit allem im Reinen ist. Mit sich selbst, mit Behörden, mit den Menschen um sich rum und mit dem eigenen Körper. Diese innerliche Reinheit bedeutet auch, zu akzeptieren und sich an dem zu freuen, was man hat.

Dass Hygge nicht einfach nur ein skandinavischer Trend ist, sondern tatsächlich in die meisten Dänen übergegangen ist, zeigt sich in ihrer Verhaltensweise. Das Wort Hygge hat bei dänischen Menschen einen festen Platz im Sprachgebrauch. Nur fällt das den Dänen kaum so auf wie ausländischen Touristen, die sich mit diesem besonderen Lebensgefühl beschäftigen. Dänen sagen zum Beispiel, dass es gestern Abend schön hyggelig war. Sie stellen fest, dass es gemütlich war, mal wieder gemeinsam gehyggelt zu haben. Auch freuen sie sich immer auf das nächste Mal, wo man die Zeit mit lieben Menschen verbringt. Auf Hygge angesprochen, führen viele Dänen auch gern eine altnordische Herkunft ins Feld. Dort gab es nämlich schon das Wörtchen „Hyggja“. Das bedeutete, emotional und geistig zufrieden zu sein. Daher ist Hygge für das dänische Miteinander nicht nur ein Zustand, eine gemeinsame Zeit, die man miteinander verbringt. Hygge ist auch ein gemeinsamer Rückzugsort, eine Art Unterschlupf, wo man wieder neue Kraft und neuen Mut für die Aufgaben des Alltags tanken kann.

Für viele Dänen hat die Hygge natürlich Priorität. So werden hyggelige Zusammenkünfte fest organisiert. Aber meistens kommt Hygge ganz spontan in den dänischen Alltag. So stellt sie sich zum Beispiel unerwartet ein, wenn ein anderes Event abgesagt wurde. Auch wenn plötzlich die Bahn ausfällt oder der Strom nicht mehr aus der Steckdose kommt, stellt sich ganz plötzlich Hygge in Dänemark ein. Immer wenn etwas Unvorhergesehenes passiert, kommt es zu einer Wartezeit. In dieser Zeit möchte der Däne nicht einfach nur warten und irgendwie die Zeit totschlagen. Vielmehr möchte er diese ihm geschenkte Zeit auf sinnvolle Art und Weise nutzen. Wartezeiten bieten also viel Raum für ein ganz spontanes gemütliches Beisammensein.

Hygge ist auch der Stoff, aus dem die Erinnerungen der Dänen gemacht sind. Auch im Netz kursieren viele Erfahrungsberichte von Dänen, in denen sie erzählen, wie sie zum ersten Mal dieses Gefühl erlebt haben und wie es bei ihnen geblieben ist. Ein Mann erzählt zum

Beispiel, dass er einmal als Kind mit seiner Familie mit dem Auto in einen Schneesturm geraten ist. Eine Fahrt, die eigentlich nur zwei Stunden dauern sollte, dauerte plötzlich acht Stunden. Er empfand diese Fahrt jedoch nicht als schlimm. Vielmehr denkt er an das heimelige Gefühl zurück. Er erinnert sich noch heute gerne daran, wie die ganze Familie plötzlich ganz dicht zusammenrücken musste und wie im Auto gespielt und geplaudert wurde. Und draußen war das Schneetreiben in voller Pracht zu genießen. Das ist aber nur eine von vielen Hygge-Geschichten, die die Dänen zu erzählen wissen.

Hygge bezieht sich zwar auf alltägliche Dinge des Lebens und ist somit in Dänemark eigentlich immer dabei. Eine gelassene Atmosphäre entsteht jedoch, erzwingen lässt sie sich nicht. So sagen die Dänen etwa, dass die „Hygge" sogar ihren eigenen Kopf habe. Es geht also nicht, dass man plötzlich feststellt, „So jetzt habe ich 10 Minuten Zeit – Zeit für Gelassenheit und innere Ruhe". Es sind maßgeblich die eigene innere Einstellung und die vorherrschende Atmosphäre, die Hygge begünstigen und ausmachen. So sagen die Dänen sogar, dass dieses Gefühl mitunter verschwinden kann. Das passiert aber nur dann, wenn man versucht, die Atmosphäre zu kontrollieren. Hygge bedeutet demnach, spontan an die

Sache heran zu gehen. Sind die Erwartungen von Beginn an zu hoch gesteckt, dann kann aus einem gemütlichen Abend schnell eine unschöne und angepannte Begegnung werden. Hygge kommt und geht von allein. Das einzige was der Mensch machen muss, ist diese Zeit in vollen Zügen zu genießen und sie Wert zu schätzen.

Um dieses Lebensgefühl erfolgreich zu praktizieren, braucht es nicht viele Hilfsmittel. Eigentlich benötigt man nur sich selbst. Auch sollte man in der Lage sein, einen Moment zu genießen. Auch Momente, in denen vermeintlich etwas Negatives steckt, haben ihre gute Seite. Zudem kann man nur auf hyggelige Art und Weise entspannen, wenn man bereit ist, die Vergangenheit hinter sich zu lassen. Es geht darum, die kleinen Glücksmomente des Alltags zu ganz großen Augenblicken zu machen. Hygge kann jeder gut, der nicht nur sich selbst, sondern auch anderen Menschen etwas Gutes tun möchte. Dabei geht es nicht um große Taten, sondern um kleine Dinge, die das Leben schon seit ewigen Zeiten angenehm machen.

Kapitel 2: Hygge in allen Lebensbereichen /-lagen

Zu Hause

Wer jetzt auf den Geschmack gekommen ist, fragt sich, wie er diese Lebensweise selbst in seinen Alltag integrieren kann. Zu allererst sollte natürlich die Einstellung zu sich selbst und zum Leben allgemein stimmen. Dann gibt es aber noch praktische Tipps, die das eigene Zuhause zu einer hyggeligen Oase machen können. Die folgenden Tipps sollen als Anreiz dienen, damit die dänische Gelassenheit ganz einfach in jedes Zuhause einziehen kann.

Die einschlägige Literatur zum Thema Hygge verrät, dass das richtige Licht ein ganz besonderer Faktor ist. Wie bereits erwähnt, spielen Kerzen dabei eine besonders entscheidende Rolle. Sie geben gemütliches und natürliches Licht, was die Stimmung hebt und zu gemütlichen Momenten einlädt. Wenn man sich dazu entscheidet, sein Ambiente durch Kerzen etwas hyggeliger zu machen, kann man übrigens auch auf ökologische Kerzen setzen. Diese machen die eigenen vier Wände gemütlicher und tragen etwas zum Überleben der Umwelt bei.

Es müssen aber nicht zwingend Kerzen sein, um Gemütlichkeit zu erzeugen. Kleine Lichtquellen, die gut im Raum zu verteilen sind, tragen zu einem hohen Wohlfühlfaktor bei. Selbst wer auf LED-Lampen setzt, wird nicht enttäuscht. Diese energiesparenden Leuchtmittel sind inzwischen in der Lage, ganz natürliches Licht abzugeben. So können auch sie sich auf die gemütliche Atmosphäre im Raum auswirken.

Der Klassiker unter den Stimmungs-Lichtern ist jedoch das Kaminfeuer. Natürlich wird nicht jeder die Möglichkeit haben, einen Kamin in der Wohnung aufzustellen. Falls dies jedoch möglich ist, sollte man einmal ernsthaft darüber nachdenken. Ein loderndes Kaminfeuer steht für Ruhe und Gemütlichkeit. Es hilft dabei, nach Hause zu kommen, einzukehren und den Stress einfach vor der Tür zu lassen. Die Industrie hat jedoch auch Produkte, wie etwa einen handgefertigten Kerzenrestefresser hervorgebracht. Eine solche Anschaffung vernichtet die Reste alter Kerzen und sieht dabei aus wie ein gemütliches Kaminfeuer. Zu welcher Lichtquelle man greift, bleibt jedoch dem eigenen Geschmack und der Beschaffenheit des jeweiligen Raumes überlassen.

Wenn es darum geht, eine heimelige und gemütliche Atmosphäre im eigenen Zuhause zu schaffen, darf man die Bedeutung dieses Ortes nie vergessen. Das eigene Zuhause ist als ein Rückzugsort anzusehen. Ein Ort, an dem man sich zwingend wohlfühlen sollte. Nachdem man für das richtige Licht gesorgt hat, kann man sich an den Rest der Wohnung machen. Hier können verschiedene Wohnaccessoires einbezogen werden.

Gemütliche Decken und Kissen stärken das Wohlempfinden und erlauben es, zu faulenzen und einfach mal alle Viere gerade sein zu lassen. Auch ein flauschiger Teppich in der Mitte des Zimmers trägt zur Gemütlichkeit bei. Dieser sieht gut aus. Man kann sich aber auch auf ihn fallen lassen, wenn man auf dem Fußboden gemeinsam mit seiner Familie einen Spieleabend verbringen möchte.

Auch die Wände machen einen wichtigen Aspekt bei der Raumgestaltung aus. Es sollte sich hier nicht um kalte, triste Wände handeln. Es ist gemütliches Leben in die Zimmerwände einzuhauchen. Dies kann man beispielsweise mit einem schönen Bild an der Wand realisieren. Darauf sollte etwas zu sehen sein, was einem gefällt und einen in gute Stimmung versetzt. Vielleicht ein schöner Sandstrand, eine blühende

Landschaft oder ein Schneeparadies aus fernen Bergen.

Um den Aspekt des Lebhaften noch zu unterstützen, dürfen auch verschiedene Zimmerpflanzen nicht vergessen werden. Eigentlich kann man alle Einrichtungsideen in seine hyggelige Gestaltungstaktik einbringen. Es ist nur wichtig, dass man sich selbst in seiner neuen Hygge-Oase wohl fühlt. Das letzte entscheidende Kriterium für die Schaffung einer gemütlichen Atmosphäre sind die richtigen Möbel. Auch hier muss es nicht zwingend teuer sein. Es geht vielmehr darum, ein Gefühl von Gemütlichkeit zu erzeugen. Ein großes Sofa zum Kuscheln, spielen oder lang machen oder ein großer gemütlicher Fernsehsessel können hier die richtige Wahl sein. Eine hyggelige Atmosphäre wird zudem mit einem urigen Ambiente assoziiert. Ein Bücheregal kann in diesem Punkt seinen ganz besonderen Charme aussprühen. Außerdem kann durch das gemeinsame Lesen die Heimeligkeit so noch viel schneller ins eigene Zuhause gebracht werden.

Hygge in seinem Zuhause zu schaffen, heißt aber auch, auf die richtigen Farben zu setzen. Hier sollten vor allem natürliche Töne zur Geltung kommen. Wenn es zu bunt wird, wirkt das ablenkend und irritiert eher, als dass es entspannen würde. Daher ist der Grundton für ein gemütliches Zuhause die Farbe Weiß. Weiß steht in der Hygge unter anderem dafür, dass Licht und Leichtigkeit im Raum versprüht werden. Sand-Töne und graue Nuancen sollten ergänzend hinzugefügt werden. Diese eher gedeckten Farbtöne können dann mit einigen bunten Spritzern aufgewertet werden. Hygge-Experten raten hier zu grünen und blauen Farben. Allerdings sollte man es mit den bunten Tupfern wie gesagt, nicht übertreiben. Pastellfarben eignen sich übrigens auch gut für ein einladend gestaltetes Zimmer. Verzichten sollte man hingegen auf Neonfarben oder zu viel schwarz. Auch sollten es nie zu viele verschiedene Farben in einem Raum sein. Auch diese können vom Wesentlichen ablenken.

Das dänische gemütliche Wohnen zeichnet sich zudem durch natürliche Materialien aus. Hier kann man seiner Fantasie beim Einrichten freien Lauf lassen. Schließlich gibt es viele Materialien, die aus der Natur stammen, und das eigene Zuhause auf hyggelige Weise aufwerten können. Accessoires aus Holz, Wolle, Rattan oder Leder sind hier unbedingt zu nennen. Bei der Wahl der Textilien ist neben den Farben darauf zu achten, dass sie kuschelig sind und ein Gefühl der Leichtigkeit verströmen. Natürlich gibt es auch Materialien, die in einem hyggeligen Raum Tabu sind. Dazu gehören sämtliche Kunstfasern, Elemente aus Plastik sowie Elemente aus Kunststoff. Auch Materialien, die Kälte versprühen könnten, haben in einem solchen Zuhause nichts verloren. Auch Accessoires, aus Metall, aus poliertem Edelstahl oder roher Beton sind in der Hygge Tabubrüche. Schließlich geht es ja darum, die Kälte auszusperren und die wohlige Wärme an seinem Rückzugsort in vollen Zügen zu genießen.

Achtsamkeit im Leben

Bei Hygge geht es trotz aller gestalterischer Ideen jedoch nicht um den materiellen Wert irgendwelcher Dinge. Vielmehr geht es darum, jeden einzelnen Moment zu genießen und für diesen auch Dankbarkeit zu zeigen. Hygge bedeutet, Achtsamkeit zu praktizieren. An einem Ort, an dem man sich wohl fühlt, egal, ob gemeinsam oder allein. Beim Begriff Achtsamkeit denken viele Menschen vermutlich an irgendeinen Trend. Achtsamkeit ist aber weitaus mehr als nur ein Modewort. Achtsamkeit hilft dabei, den Alltag zu entschleunigen und auch mal den Fuß vom Gas zu nehmen. Achtsamkeit ist also genau das, was Hygge eigentlich ausmacht. Achtsamkeit unterstützt zudem dabei, den alltäglichen Stress zu reduzieren. Ganz ausklammern wird man ihn nicht können. Es ist jedoch wissenschaftlich erwiesen, dass sich die meisten Menschen noch mehr Stress aufbürden, als sie ohnehin schon haben. Wer achtsam durch sein Leben geht, versucht diesen überflüssigen Stress zu vermeiden.

Hygge und Ernährung

Eine sehr wichtige Komponente in der dänischen Hygge ist gutes Essen – wann immer es geht – gemeinsam oder allein. Gutes Essen bedeutet in der Hygge jedoch nicht nur das Essen selbst. Genau genommen gehört schon die ganze Vorbereitung dazu. So steht Hygge für einen gemeinsamen Kochabend mit netten Menschen. Aber auch das gemeinsame Essen in gemütlicher Atmosphäre zählt dazu. Ein köstliches Glas Wein und der Schein der Kerzen dürfen dabei nicht fehlen. Hygge heißt aber auch, gemeinsam mit den Kindern süße Leckereien zu backen, abends vor dem Kamin zu sitzen und einen heißen Tee oder einen italienischen Cappuccino zu genießen. Dabei sollte man jedoch eines auf keinen Fall: Man sollte genießen, sich aber nicht gleichzeitig bewusst machen, wie viele Kalorien die Zimtschnecke hat oder wie viel Fett im Braten enthalten ist. Hygge und essen bedeutet auch nicht, sich es jeden Tag so richtig gut gehen zu lassen. Diese Lebensweise verbietet es nicht, auf eine gesunde Ernährungsweise zu achten, sondern möchte, dass man sich selbst die kleinen süßen oder fettigen Sünden verzeiht und diese auch genießen kann.

Entspanntes und einfaches Leben mit Hygge

Wie in den vorangegangenen Tipps gesehen, steckt Hygge in allen Komponenten des Lebens. Da der Stress zumeist zu stark vorhanden ist, ist Entspannung wohl eine der wichtigsten Komponenten in der Hygge. Sie sorgt dafür, dass man eine gelassene Atmosphäre überhaupt genießen kann. Dabei kann Entspannung vieles sein. So kann man sich etwa alleine entspannen. Vielleicht mit einer Tasse Tee am Fenster, wo man dem Schneetreiben im Winter zusieht. Aber sich auch in eine Decke einzukuscheln und auf dem Sofa herum zu liegen, ist Entspannung. Hyggelige Entspannung gibt es in Dänemark jedoch vor allem gemeinsam. Hier ist alles Hygge, wo man gemeinsam entspannen kann. Das kann ein gutes Essen sein, es können aber auch interessante Gespräche sein. Für die Gespräche geben die Dänen nur eines zu bedenken. Zu ernsthafte Themen, wie etwa die Krisen in der Politik sollte man bei diesen Gesprächsrunden ausklammern. Diese Themen sind viel zu aufregend und können eine gelassene Stimmung schnell zerstören.

Hygge wird auch gern mit minimalistischen Ideen gleichgesetzt. Der Minimalismus sollte dabei in sämtlichen Lebensbereichen vorherrschen. Zum einen betrifft er die eigene Erwartungshaltung. Man sollte etwas vom Leben erwarten. Man sollte aber nicht mehr erwarten, als auch realisierbar ist. Umso weniger man erwartet, umso weniger kann man am Ende auch enttäuscht werden. Es gelingt einem deutlich leichter, die Kleinigkeiten des Lebens wieder schätzen zu lernen. Man sollte sich also bewusst machen, was man hat. Man kann sich darüber freuen, dass man glücklich ist. Dass man liebe Menschen und eine große Familie um sich hat, die einen in jeder Lebenslage unterstützen. Man sollte sich an all dem freuen können, was einen zufrieden macht. Große Sprünge sind das nur in seltenen Fällen. Minimalismus sollte aber auch bei der Wohnungseinrichtung an den Tag gelegt werden. Ein einfaches Wohnzimmer im nordischen Stil, kann genauso zur Entspannung und Erholung beitragen, wie die neusten Designer-Möbel, die in der nächsten Saison eh schon wieder aus der Mode gekommen sind. Durch diese minimalistische Denkweise wird man auch sparsamer. Da materielle Dinge in der Hygge sowieso nicht viel bedeuten, kann einem das auch helfen, besser mit seinem hart erarbeiteten Geld umzugehen. Man lernt, welche Dinge wirklich wichtig sind. Auf welche Dinge es wirklich ankommt. Und man lernt, sein Geld gezielt auszugeben und kann sich dann an den gekauften Dingen vielmehr erfreuen.

Bezeichnet man Hygge als Lebenskonzept, dann lässt sich sagen, dass es vor allem in Dänemark immer noch enorm populär ist. Allerdings sieht sich dieses Lebensgefühl in der heutigen Gesellschaft auch einem gewissen Gefahrenpotenzial gegenüber. So ist es vor allem der gesellschaftliche Wandel, der Hygge als Lieblingsbeschäftigung der Dänen gefährdet. Die Menschen versuchen sich immer häufiger gesünder zu ernähren. Bei Hygge heißt es jedoch auch, sich ungesund, aber dafür kulinarisch und in entspannter Atmosphäre zu ernähren. Auch in Dänemark ist die Digitalisierung mittlerweile angekommen. Dänen verbringen viel Zeit vor dem Computer oder am Smartphone. Das hyggelige Gefühl geht hierbei schnell verloren. Das passiert auch durch den hohen Leistungsdruck, dem auch die dänische Gesellschaft ausgesetzt ist.

Verschiedene Lifestyle-Experten räumen dem dänischen Trend dennoch eine Überlebenschance ein. Jedoch muss sich auch Hygge selbst und die Einstellung dazu verändern und mit der Zeit gehen. Zu beobachten ist jedoch auch, dass diese Lebenseinstellung vor allem in Dänemark weiter wächst und gedeiht. Selbst die Wikinger waren der Hygge gegenüber schon wohl gesonnen. In der kalten Jahreszeit luden auch sie sich Gäste ein und aßen zusammen. Gemeinsam wurden dann die Reisen für den nächsten Sommer geplant. Hygge überlebt in Dänemark vor allem im eignen Zuhause. Dieses kann als Hygge-Kathedrale bezeichnet werden. Zumindest dort lassen sich die Dänen ihre Gemütlichkeit nicht nehmen und das seit tausenden von Jahren.

Hygge am Arbeitsplatz: Wenn Produktivität auf Gemütlichkeit trifft

Ursprünglich kommt die dänische Hygge im eigenen Zuhause zur Anwendung. Dieser Trend kann aber auch ganz anders. So haben inzwischen viele Unternehmen die skandinavische Tradition für sich entdeckt. Wenn Hygge nämlich auch in die Büros einzieht, können Produktivität und Gemütlichkeit sich auf erfolgreiche Art und Weise vereinigen. Dieses Umdenken ist nicht zuletzt dem Wandel auf dem Arbeitsmarkt zu verdanken. Miefige Teppichböden, ungemütliche und laute Großraumbüros, die durch unansehnliche Stellwände voneinander getrennt werden, könnten schon bald der Vergangenheit angehören. Hygge am Arbeitsplatz bedeutet vor allem, eine Atmosphäre zu schaffen, in welcher Mitarbeiter produktiv miteinander arbeiten können. Die Einrichtung wird minimalistischer. Viele Elemente aus Holz unterstreichen die

Natürlichkeit der Räumlichkeiten. Auch offene Formen tragen etwas zur neuen Leichtigkeit in Büroräumen bei. Hygge steht im Grunde genommen für ein Lebensgefühl. Für eine positive Atmosphäre, die am Arbeitsplatz zu einem besseren Gemeinschaftsgefühl beitragen kann. Doch wie wird ein Büro eigentlich hyggelig?

Hell und natürlich soll es sein

Das erste, was im Büro hyggelig werden kann, ist das Licht, welches durch die Räume scheint. Hier geht es vor allem darum, viel Raum für natürliches Licht zu schaffen. Dieses fördert nämlich nachweislich die Konzentration der Mitarbeiter. Büroräume mit großen Fenstern, wo auch einmal die Sonne hineinscheinen darf, sind hier klar im Vorteil. So können große Fenster und viel Licht neue Freiräume für neue Projekte schaffen. Die Mitarbeiter arbeiten konzentriert und sind auch viel motivierter, wenn es darum geht, neue Herausforderungen anzugehen. Wer seine Arbeitsräume plant, sollte also für ausreichend natürliche Lichtquellen sorgen.

Rückzugsorte für die Mitarbeiter schaffen

Hygge bedeutet aber auch, das gemeinsame Miteinander zu fördern. Daher sollten im Unternehmen kleine Oasen, Treffpunkte eingerichtet werden, wo die Mitarbeiter zusammenfinden können. Entweder um das letzte Meeting zu besprechen oder um die Mittagspause gemeinsam zu verbringen. Es lässt sich beispielsweise Abwechslung und Entspannung in den Arbeitsalltag bringen, wenn man Sitzinseln für die Kollegen schafft. Gemeinsam lassen sich Gespräche führen. Diese Treffpunkte bieten aber auch viel Raum für neue Ideen, von welchen das ganze Unternehmen profitieren kann.

Für Offenheit auch bei der Einrichtung sorgen

Wer schon einmal in einem Großraumbüro gearbeitet hat und hinter einer Stellwand versteckt saß, der weiß, dass man sich dahinter mitunter wie in einer Legebatterie fühlt. Bei Hygge geht es darum, offene einheitliche Arbeitsplätze zu schaffen. Zudem lässt sich der Raum durch einheitliche weite Arbeitsflächen, an welchen gemeinsam gearbeitet wird, zusätzlich strukturieren. Dadurch wiederum lassen sich Arbeitsabläufe optimieren. Mitarbeiter ist es in offen gestalteten Büroräumen auch einmal möglich, den Blick vom Bildschirm zu lösen. Eignen tut sich das Hygge-Konzept auch bei Projekten, wo verschiedene Mitarbeiter miteinander arbeiten. So hat man öfter ein anderes Gesicht neben sich. Die Arbeit fällt deutlich produktiver aus und das Miteinander erfährt eine Stärkung.

Individuelle Freiräume integrieren

Die Stärkung des Gemeinschaftsgefühls und individuelle Wünsche passen bei Hygge sehr wohl zusammen. So sollten die Arbeitsplätze auch individuelle Freiräume bieten können. Stühle sollten an verschiedene Körpergrößen anpassbar sein. Auch Stehtische, um sich zwischendurch mal die Beine zu vertreten machen den Arbeitsplatz hyggeliger. Wird zudem die Möglichkeit geboten, Lichtquellen an die eigenen Bedürfnisse anzupassen, weicht der Stress am Arbeitsplatz einem neuen Wohlgefühl.

Ordnung muss dennoch sein

Hygge am Arbeitsplatz kann viel bewirken, aber nur, wenn man es damit nicht übertreibt. So sollte der Arbeitsplatz dennoch strukturiert und aufgeräumt sein. Ein paar Farbtupfer und ein paar Pflanzen werten die Atmosphäre jedoch merklich auf. Jeder Unternehmer, der seine Büroräume hyggelig gestalten möchte, sollte dies gemeinsam mit seinen Mitarbeitern tun. Schließlich sollen diese sich in der gemütlichen Arbeitsatmosphäre wohl fühlen.

Kapitel 3: Hygge im Laufe der Zeit

Warum Krisenzeiten besonders gut für Hygge sind

An einer Krise kann man nicht viel Gutes finden. Außer, dass man daraus lernen und es beim nächsten Mal besser machen kann. Für die Hygge sind Krisenzeiten jedoch von zentraler Bedeutung. In dieser gedeiht die Hygge nämlich am allerbesten. So sagen verschiedene Forscher, dass wirtschaftliche Krisen den Blick der Dänen wieder nach innen zurückgeführt haben. Man besinne sich wieder mehr auf das eigene Zuhause. Man verbringt mehr Zeit daheim. Freunde und Familien kommen sich in solchen Zeiten wieder deutlich näher. Sie lernen einander wieder zu schätzen. Jeder schaut in schwierigeren Zeiten nicht mehr ausschließlich auf sich selbst. Der Wert des füreinander Daseins rückt wieder in den Fokus des alltäglichen Lebens.

Es ist die Gemeinsamkeit, die in Krisenzeiten einen Aufschwung erfährt. Man sitzt zusammen am gemütlichen Kaminfeuer und auf dem Herd brutzelt ein hyggeliges Festmahl. Man besinnt sich wieder auf das Wesentliche. So ist nicht derjenige der Beste, der am meisten hat, sondern derjenige, der viel weiß. So fordert die Hygge in Krisenzeiten auch die Tatsache, dass wieder mehr Bücher gelesen werden. Das ist dann auch nicht schlecht für die Wirtschaft im Land. In wirtschaftlich guten Zeiten konzentrieren sich die Menschen darauf, beruflich voran zu kommen. In schlechteren Zeiten gewinnt neben der Familie auch das ehrenamtliche Engagement wieder mehr Bedeutung. Es findet also ein Umdenken in der Gesellschaft statt. Die letzte Wirtschafts- und Finanzkrise hat in Dänemark dazu geführt, dass die Hygge wieder mehr in den Vordergrund getreten ist, so verschiedene Wissenschaftler.

Bedrohungen für Hygge

Gesundheitswahn

Wie bereits erwähnt, sieht sich Hygge vor allem in Dänemark auch verschiedenen Bedrohungen gegenüber. Eine davon ist der Gesundheitswahn. So versuchen sich die Dänen immer gesünder zu ernähren. Auf einmal messen sie regelmäßig ihren Blutdruck und lassen die Cholesterinwerte kontrollieren. Fitnessstudios haben auf einmal Hochkonjunktur in dänischen Großstädten. Der Trend gehe sogar dahin, dass auf einmal halb Dänemark an einem Marathon teilnimmt. All diese Aspekte können die dänische Gemütlichkeit jedoch in hohem Maße bedrohen. So bedeutet Hygge natürlich nicht, dass alles Ungesunde willkommen ist. Hygge hat aber auch viel damit zu tun, gemeinsam Süßes zu essen. Erfasst der Gesundheitstrend noch mehr Dänen, dann fällt ein zentraler Teil der Hygge-Tradition einfach weg. Am Ende könnte es dann passieren, dass es immer weniger Dinge gibt, die noch zur Hygge gezählt werden. Die kulinarischen Genüsse machen schließlich seit vielen Jahrhunderten einen gewissen Bestandteil dieser Lebensweise aus.

Digitalisierung

Dänische Forscher haben kürzlich eine Studie durchgeführt. Im Zuge dieser wurden die Dänen nach ihrem Wohlbefinden und ihrer Stressempfindung befragt. Viele der befragten Teilnehmer gaben an, dass sie sich deutlich gestresster fühlen, als noch vor einigen Jahren. Diese Entwicklung ist durchaus interessant, so die Forscher. Schließlich arbeiten die Dänen nicht länger als noch vor einigen Jahren. Auch haben sie nicht deutlich weniger Freizeit als früher. Der Grund für dieses Empfinden liegt laut der Forscher daran, dass inzwischen immer mehr Zeit in sozialen und digitalen Medien verbracht wird, als im hyggeligen Kreise der Familie. So gehen die Forscher davon aus, dass die sozialen Medien Zeit stehlen, die früher noch mit der Familie verbracht wurde. Auch implizieren die Medien vielen Dänen, dass sie möglichst viel erreichen müssten und dies über die sozialen Netzwerke bekannt machen sollten. Durch diesen Umstand setzt sich jeder Däne, der viel Zeit auf Facebook, Twitter und Co. verbringt, einem enormen Druck aus. Hygge gerät dabei mitunter in Vergessenheit. Es gibt jedoch auch Dänen, die genau dagegen angehen möchten. So wurden die Probanden der Studie auch gefragt, wie sie diesem Trend denn entgegenwirken würden. Eltern gaben an, dass sie versuchten, die Internetnutzungszeiten ihrer Kinder zu beschränken.

Natürlich ist hier ein gewisses Konfliktpotenzial vorprogrammiert. Die Studienteilnehmer gaben aber auch an, dass in vielen Familien auch Kompromisse gefunden wurden, die beiden Seiten entgegen kommen. Allerdings haben ältere Dänen auch gesagt, dass die Hygge von heute nicht mehr mit dem hyggelig sein von früher zu vergleichen ist.

Die Zukunft von Hygge

Nun stellt sich natürlich die Frage, was geschehen muss. Kann Hygge sich neu erfinden oder gerät die alte Tradition immer weiter aus dem Blickfeld der Menschen? Hygge steht für Präsenz, für Geselligkeit und für Erholung und Hingabe. Dennoch muss sich auch Hygge wandeln, um in der heutigen Gesellschaft bestehen zu können. Trend-Forscher sagen, Hygge muss aktiver werden. Hygge muss weg vom eigenen Sofa, raus auf die Straße. Hygge muss künftig etwas sein, was man nicht mehr nur gemütlich sitzend praktizieren kann, sondern überall – auch im Stehen und im Gehen. Hygge muss Einzug halten in gemeinschaftliche Wandertouren. Aber auch zusammen beim Yoga sollte Hygge heute ein fester Bestandteil sein. So heißt Hygge fortan nicht mehr, zuhause mit dem Kind ein schönes Spiel zu spielen. Vielmehr sollten Eltern ihre Kinder mit in den Wald nehmen, um gemeinsam die Umwelt neu kennenzulernen.

Hygge muss mit nach draußen genommen werden. So sollten die Brötchen, die man selbst gebacken hat, nicht mehr in der heimischen Küche gegessen werden. Vielmehr sollte man die Brötchen, die man selbst gebacken hat, mit raus zum Picknick nehmen. Hygge hat in der Zukunft – ganz gleich, ob in Dänemark oder anderswo in der Welt nur eine Chance, wenn sie in den heutigen Alltag integriert wird. Auch digitale Trends, die die Hygge aktuell noch bedrohen können, können zum Fortbestand dieser alten Tradition beitragen. So erfordert zuhören mehr, als nur zuhören. Anstatt nur gemütlich zu plaudern, kann man digitale und soziale Medien auch in seinen Alltag einbeziehen. Hier empfiehlt sich etwa gemeinsames Hören von Hörbüchern oder Podcasts. Die Hygge, wie sie einmal war, gibt es bald nicht mehr. Man kann ihre Ursprünge aber auch einfach mit in die heutige Zeit nehmen. Forscher sind sich einig, dass dafür alle Menschen verantwortlich sind. Eltern dürfen es nach wie vor nicht versäumen, die Vorteile dieser Lebenseinstellung an ihren Nachwuchs weiterzugeben. Der Nachwuchs darf es wiederum nicht versäumen, die Hygge an die Aktualität anzupassen. Wenn alle gemeinsam daran arbeiten, hat die Hygge auch in der Zukunft eine

Chance, eine liebenswerte dänische Tradition zu bleiben.

Damit Hygge jedoch überlebt, darf sie ihre eigenen Wurzeln zu keiner Zeit vergessen. Die Hygge ist es schließlich, die den Lebensstil in skandinavischen Ländern wie Dänemark ausmacht. Die gelebte Häuslichkeit trägt dazu bei, dass der Däne nicht nur sich selber sieht. Die Hygge ist es, die schon früher dafür gesorgt hat, dass die Menschen sich auch noch heute in gemütlicher Atmosphäre in ungezwungenem Rahmen treffen. Auch ist die Hygge verantwortlich dafür, dass sechs kalte und dunkle Wintermonate nicht mehr ganz so kalt und so dunkel sind. Führt man Tradition und Moderne auf hyggelige Art und Weise zusammen, dann wird man auch noch in vielen Jahren von diesem besonderen skandinavischen Lebensgefühl sprechen.

Kapitel 4: Meditationsübungen für ein hyggeliges Leben

Damit du deinen hyggeligen Lebensstiel bewusster genießen kannst, helfen dir Mediationsübungen sehr gut weiter. Mit ihnen kannst du dich sehr gut auf dich selbst konzentrieren und lernst, dich auf dein Glück zu fokussieren.

Übung zur Einstimmung

Zur Einstimmung kannst du diese Übung vor jeder Meditation einmal durchführen.

- **Schritt 1:** Lege dich zunächst einmal ruhig auf den Rücken und stelle deine Füße parallel zueinander auf. Stütze deinen Nacken dabei mit einem Kissen.

- **Schritt 2:** Lege jetzt deinen Fokus auf deinen Atem. Lasse ihn ganz natürlich geschehen und beobachte ihn einfach nur. Lasse ihn hinein strömen und wieder herausströmen. Entspanne dabei deinen ganzen Körper.

- **Schritt 3:** Lenke jetzt deine Aufmerksamkeit auf deine Stirn. Nehme die Dunkelheit in deiner Stirn wahr. Stelle dir vor, deine Stirn ist ein Raum mit einer Treppe, die hinabführt.

- **Schritt 4:** Gehe diese Treppe hinab. Mit jedem Ausatmen gehst du eine Stufe abwärts. Spüre dabei, wie dein Körper bei jedem Schritt nach unten alles loslässt. Lasse deinen Körper somit immer tiefer in die Unterlage einsinken und entspanne dich.

- **Schritt 5:** Wenn du das Gefühl hast unten angekommen zu sein, dann kannst du deine Beine ausstrecken und ablegen. Du bist nun in einem tiefen Entspannungszustand angekommen und bist bereit für deine anstehende Meditation.

Atemübung: Die tiefe Bauchatmung

Bei jeder Meditation spielt die Atmung eine wichtige Rolle. Besonders die Bauchatmung hilft uns dabei unseren Körper mit Energie aufzufüllen. Denn durch das Atmen in den Bauchraum können all unsere Organe versorgt werden. Oft wird in Meditationen verlangt, dass du zwischen einer Brustatmung und einer Bauchatmung wechseln sollst. Dies erfordert ein kleines Training vorab.

- **Schritt 1:** Lege dich auf den Rücken und schließe den Mund. Atme durch die Nase ein und aus.

- **Schritt 2:** Atme zuerst in die Brust. Lege dazu die Hände auf die Brust und hebe beim Einatmen deinen Brustkorb an. Du solltest nun spüren, wie sich dein Brustkorb unter deinen Händen anhebt. Wenn du dies noch verstärken möchtest, dann kannst du auch beim Einatmen gleichzeitig deinen Bauch etwas einziehen.

- **Schritt 3:** Atme aus und lasse deinen Brustkorb wieder nach unten gleiten. Wiederhole dies drei Mal.

- **Schritt 4:** Atme nun tief in deinen Bauchraum. Lege dazu die Hände auf deinen Bauch. Hebe beim Einatmen deine Bauchdecke an. Spüre unter deinen Händen, wie sich deine Bauchdecke hebt.

- **Schritt 5:** Atme aus und lasse deine Bauchdecke wieder nach unten gleiten. Wiederhole auch diese Atemtechnik drei Mal.

- **Schritt 6:** Wechsle nun ein paar Mal zwischen den beiden Atemtechniken.

Atemübung: Energie fließen lassen

Durch deine Atmung kannst du während der Meditation Energie aus deiner Umgebung aufnehmen und deinem Körper zuführen. Wenn du dich hierbei auf ein bestimmtes Körperteil konzentrierst, dann kannst du die Energie aus diesem Teil nutzen und in deinen Körper zum Fließen bringen. Konzentriere dich beispielsweise auf deinen Nabel:

- **Schritt 1:** Lege dich auf den Rücken und stelle deine Beine in etwa hüftbreit auf. Lehne deine Knie aneinander. Deine Hände liegen locker neben deinem Körper und die Handflächen zeigen nach oben.

- **Schritt 2:** Lege deine Hände auf deinen Bauchnabel und atme nun tief in deinen Bauchraum hinein. Konzentriere dich darauf, wie sich dein Bauch mit jedem Einatmen hebt und bei jedem Ausatmen wieder senkt.

- **Schritt 3:** Stelle dir die Energie in deinem Nabel als einen gelben Energieball vor. Er scheint hell, wie eine Sonne in deinem Bauch und strahlt von dort aus in den ganzen Körper.
- **Schritt 4:** Spüre, wie diese Energiekugel mit jedem Atemzug immer heller wird. Mit jedem

Atemzug strömt die Energie direkt in deinen Nabel, die nach und nach den ganzen Körper ausfüllt. Verweile ein paar Atemzüge in dieser Phase, bis dein Körper gänzlich mit Energie erfüllt ist.

- **Schritt 5:** Strecke langsam deine Arme über den Kopf und atme tief ein und aus. Öffne deine Augen und spüre, wie sich dein Körper anfühlt. Merkst du einen Unterschied zu vorher? Vielleicht ist er jetzt entspannter. Oder vielleicht fühlst du dich etwas lebendiger, als vorher.

Die Aufmerksamkeit auf den Körper richten

Bei dem sogenannten Body-Scan richtest du deine Aufmerksamkeit auf deinen Körper. Dadurch kannst du lernen besser auf deine Körpersignale zu achten und Krankheiten besser zu identifizieren. Außerdem kannst du deinen Fokus für einen Moment auf dich legen und den Alltagsstress loslassen.

- **Schritt 1:** Lege dich auf den Rücken und schließe die Augen. Solltest du sehr müde sein, dann lass deine Augen lieber geöffnet, da du sonst sehr schnell einschlafen könntest.

- **Schritt 2:** Lege nun deinen Fokus auf deinen Atem. Spüre, wie der Bauch sich nach oben und unten bewegt. Beobachte für eine Weile, wie dies ganz von selbst geschieht.

- **Schritt 3:** Stelle dir jetzt vor, wie du mit deinem Körper die Unterlage unter dir berührst. An welchen Stellen liegst du auf dem Boden auf?

- **Schritt 4:** Lege nun deinen Fokus auf deine Zehen am linken Fuß. Wie fühlen sie sich an? Sind sie warm oder kalt? Lenke bewusst deinen Atem dorthin. Stelle dir vor, wie die Energie in deine Zehen fließt, wenn du einatmest. Sie fließt durch deine Nase in deine Lungen und deinen Bauch. Und von dort aus in deine Zehen. Beim Ausatmen fließt die alte verbrauchte Energie über den gleichen Weg wieder zurück.

- **Schritt 5:** Mache dir bewusst, dass es nicht darum geht etwas zu erreichen. Hier geht es nur um die Beobachtung deines Körpers und wie du ihn empfindest.

- **Schritt 6:** Gehe nun weiter mit deiner Aufmerksamkeit zu der Fußsohle, zum Fußrücken und zu den Fersen. Gehe nun weiter zu deinem Knöchel und deiner Wade. Arbeite dich so an deinem linken Bein hoch. Atme immer wieder tief in deine Körperteile hinein und spüre, wie sie sich mit Energie aufladen.

- **Schritt 7:** Lasse deine Gedanken dabei kommen und registriere sie einfach nur. Lasse sie immer mit dem nächsten Ausatmen wieder los. Lege dann deinen Fokus wieder auf den jeweiligen Körperteil.
- **Schritt 8:** Gehe dann über zu den rechten Zehen und arbeite dich an deinem rechtes Bein hoch.

- **Schritt 9:** Gehe dann weiter zu deinen Fingern und hoch zu den Schultern.

- **Schritt 10:** Fokussiere dich auf Bereiche in deinem Rumpf und gehe über deinen Hals bis zu deinem Kopf, bis du den Scheitelpunkt oben an deinem Kopf erreicht hast.

Bei dieser Meditation ist es hilfreich eine geführte Meditation zu wählen oder sich die Schritte selbst auf ein Band zu sprechen und sich während der Meditation vorzuspielen.

Die Aufmerksamkeit auf die Gefühlswelt richten

Öffne dich mit dieser Übung für deine unterdrückten Gefühle und nehme wahr, was in dir vorgeht. Wenn du deine Aufmerksamkeit auf deine Gefühle richtest, sorgst du für eine emotionale Balance in deinem Leben und wirst ausgeglichener und glücklicher im Leben sein.

- **Schritt 1:** Setze dich in eine Position, die dir angenehm ist und schließe deine Augen. Der Rücken ist dabei gerade und deine Schultern fallen entspannt nach hinten.

- **Schritt 2:** Lege nun deine Aufmerksamkeit auf dein Inneres. Wie geht es dir? Was fühlst du? Horche tief in dich hinein.

- **Schritt 3:** Denke nun an eine Situation, in der viele oder starke Emotionen in dir hochkamen. Es kann ein Ereignis gewesen sein, das an dem heutigen Tag geschehen ist oder aber auch an Tagen zuvor. Stelle dir diese Situation genau vor. Was geschieht in deinem Körper? Wie fühlt er sich jetzt an? Welche Emotion spürst du? In welchem Bereich deines Körpers spürst du diese Emotion? Welche Gedanken kommen in dir hoch? War es vielleicht, dass du dich nutzlos gefühlt hast? Oder ungeliebt? Wurdest du ungerecht behandelt?

- **Schritt 4:** Nehme dieses Gefühl an. Es ist vollkommen in Ordnung so zu fühlen. Aber es ist nicht in Ordnung, dies für immer mit sich herumzutragen ohne dem Gefühl die nötige Aufmerksamkeit zu schenken. Lasse dieses Gefühl nun heraus, indem du drei Mal tief einatmest und möglichst laut wieder ausatmest.

- **Schritt 5:** Denke nun an etwas, wofür du dankbar bist. Vielleicht ist es der sonnige Tag, an dem du dich erfreust oder Menschen in deiner Umgebung. Sage es dir in Gedanken vor. „Ich bin dankbar für ..." Spüre, wie sich dein Körper nun anfühlt, so erfüllt mit der Dankbarkeit in dir.
  Gehe so bei jedem Gefühl vor: Hole zuerst das negative Gefühl hoch und schaue es dir genau an. Wie fühlst du dich? Lasse das Gefühl gehen, atme dazu drei Mal tief ein und aus und denke dann an etwas, wofür du dankbar bist. Wie fühlst du dich jetzt?

- **Schritt 6:** Beende deine Meditation, indem du deinen Fokus für eine Weile auf deinen Atem legst und ihn einen Moment lang beobachtest.

Die Gedankenlosigkeit

Durch die Gedankenlosigkeit kannst du deinen alltäglichen Stress herauslassen und deinen Kopf freimachen. Diese Übung hilft besonders gut, wenn deine Gedanken um ein bestimmtes Thema kreisen, das dich belastet und du beispielsweise nicht einschlafen kannst, weil du damit viel zu beschäftigt bist.

- **Schritt 1:** Nehme eine aufrechte Sitzhaltung ein, die dir angenehm ist. Nun werden die Augen verschlossen und es folgt eine ruhige und natürliche Atmung durch die Nase.
- **Schritt 2:** Stelle dir vor, wie die Luft beim Einatmen in deinen Körper strömt und beim Ausatmen wieder hinausströmt. Richte deine Aufmerksamkeit voll und ganz auf deinen Atem.

- **Schritt 3:** In welchem Punkt spürst du deinen Atem am meisten? Lokalisiere diesen Punkt und fokussiere dich nur auf diesen Punkt.

- **Schritt 4:** Sollte dir ein Gedanke in den Sinn kommen, dann ist das völlig in Ordnung. Nehme ihn einfach nur wahr. Stelle dir vor, deine Gedanken sind Wolken am Himmel, die einfach vorbeiziehen. Sie kommen und gehen wieder.

Wichtig ist, dass du sie nicht beurteilst und einfach wieder gehen lässt, wenn sie gehen möchten. Stelle dir genau vor, wie sie am Horizont immer kleiner werden, bis sie irgendwann nicht mehr zu sehen sind.

- **Schritt 5:** Dein Himmel wird nun immer klarer und wolkenfreier. Hier und da zieht noch eine kleine Wolke vorbei.

- **Schritt 6:** Folge nun wieder deinem Atem. Richte deine Aufmerksamkeit wieder auf deinen Körper. Bewege deine Finger und deine Zehen. Strecke dich ein wenig, wenn dir danach ist und öffne deine Augen.

Die Zwei-Punkt-Meditation

Bei der Zwei-Punkt-Meditation kannst du negative Gefühle loslassen und in positive Gefühle umwandeln. Außerdem kannst du mit dieser Meditationsform Schmerzen in deinem Körper lindern, indem du deine Selbstheilungskräfte aktivierst.

- **Schritt 1:** Mache dir Gedanken zu einem Thema, was in dir negative Emotionen auslöst. Spüre wo in deinem Körper diese Emotion auftaucht. Ist es in deinem Bauch? Oder vielleicht in deinem Herzen? Vielleicht spürst du sogar einen Schmerz in einem bestimmten Bereich deines Körpers?
- **Schritt 2:** Nachdem du dein Gefühl eine Weile lang beobachtet hast, lege nun deinen Fokus auf deine linke Hand. Lege deine linke Hand genau auf die Stelle, wo du dein Gefühl lokalisiert hast, bzw. wo dein Schmerz auftaucht. Dadurch lenkst du deine Gedanken weg von dem Schmerz oder dem negativen Gefühl und fokussierst sie auf deine Hand, deinem Ankerpunkt.

- **Schritt 3:** Formuliere nun einen positiven Satz in deinen Gedanken, der dieses negative Gefühl entkräftet, bzw. den Schmerz wegnimmt. Wenn du Wut verspürst, dann könnte dein Satz lauten: „Ich reagiere auf diese Situation mit Ruhe und Gelassenheit.“ Sollte es ein Schmerz sein, den du wegnehmen möchtest, dann kannst du zum Beispiel in Gedanken sagen: „Der Schmerz beruhigt sich und ich spüre wie sich Heilung an dieser Stelle ausbreitet.“

- **Schritt 4:** Lege nun deine rechte Hand auf einen Punkt, der sich besonders warm oder besonders kalt anfühlt. Vielleicht spürst du auch irgendwo ein Kribbeln. Folge hier einfach deiner Intuition und atme beim Ablegen der Hand aus. Lasse nun den Schmerz, bzw. das negative Gefühl los.

- **Schritt 5:** Lenke deine Aufmerksamkeit nun auf deine beiden Hände. Und spüre, wie die Energie durch die linke Hand in deinen Körper fließt und durch die rechte Hand wieder heraus strömt. Fühle, wie dein Körper mit frischer Energie gereinigt wird.

Sollte die Stelle immer noch wehtun, bzw. das negative Gefühl immer noch da sein, dann wiederhole deine positiven Sätze noch einmal. Wiederhole sie so lange, bis der Schmerz abgeklungen ist oder bis das Gefühl deinen Körper vollständig verlassen hat.

Sollte dies nicht gelingen, kann es sein, dass erst andere Blockaden gelöst werden müssen, um diesen Schmerz bzw. dieses negative Gefühl aufzulösen. Horche hierzu noch einmal tief in dich hinein.

Das Mudra

Mudras sind Zeichen, die wir mit unseren Händen und Fingern formen. Sie werden von uns manchmal ganz intuitiv und unbewusst gebildet. Wir merken es nicht immer zwangsläufig, denn unser Unterbewusstsein tut dies ganz automatisch.

Dabei hat jedes Zeichen eine Bedeutung und beschreibt ein tiefgründiges Gefühl oder einen Zustand tief in uns. Sie sind ein Ausdruck unseres Geistes. Außerdem können wir durch Mudras unser Unterbewusstsein beeinflussen.

Hierzu gibt es verschiedene Mudras, die du bei deiner Meditation bilden kannst. Zum Beispiel:

- **Das Hakini-Mudra:** Dies ist die Raute, die du mit deinen Händen bilden kannst. Lege deine Fingerspitzen auf Brusthöhe aneinander. Sie sollten sich mit wenig Druck berühren. Forme nun mit deiner Hand eine Raute, indem du die kleinen Finger und die Daumen nach unten bewegst. Die Zeige-, Mittel- und Ringfinger bilden sozusagen ein Dach. Dieses Mudra hilft dir dabei zu entspannen und fördert deine Konzentration.

- **Das Jnana-Mudra:** Deine Daumen berühren den Zeigefinger und alle anderen Finger sind abgespreizt. Dabei kannst du deine Hände auf deinen Knien ablegen. Dies wird dir dabei helfen Frieden und Ruhe in deinem Körper zu erzeugen.

- **Das Vishnu-Mudra:** Berühre mit deinen Zeigefingern und deinen Mittelfingern deine Daumen und spreize die restlichen Finger ab. Lege deine Hände ebenfalls auf deine Knie ab. Dieses Mudra wird deinem Körper helfen Energie aufzunehmen und deine Atmung unterstützen.

- **Das Karana-Mudra:** Bei diesem Mudra sind deine Mittel- und Ringfinger zu deinen

Handflächen gebeugt. Deine Daumen berühren dabei deine Mittelfinger. Spreize alle restlichen Finger ab und lege beide Hände wieder auf die Knie. Dies hilft dir bei der Reinigung und Entgiftung deines Körpers.

- **Das Kalesvara-Mudra:** Dabei legst du die Spitzen deiner Daumen und die Spitzen deiner Mittelfinger auf Brusthöhe aneinander. Die restlichen Finger ruhen mit dem zweiten Fingerglied aneinander. Dieses Mudra wirkt beruhigend auf dein Herz und lässt deine Gefühle zur Ruhe kommen.

Das Dritte Auge

Das dritte Auge sitzt genau zwischen deinen Augenbrauen. Es handelt sich hierbei um das Zentrum deiner Weisheit und kann dir helfen, tiefere Einsichten in dich selbst und in das Leben zu erlangen.

- **Schritt 1:** Setze dich so hin, wie es dir am bequemsten ist, zum Beispiel in den einfachen Schneidersitz. Schließe deine Augen.

- **Schritt 2:** Richte deine Aufmerksamkeit auf dein drittes Auge, den Punkt zwischen deinen Augenbrauen. Stelle ihn dir als ein dunkelblaues Licht vor, in dem alle deine Gedanken und Emotionen gesammelt sind.

- **Schritt 3:** Lasse nun diesen Punkt in deinen Kopf hineinsinken. Lasse ihn sich seinen Platz ganz von alleine suchen. Atme nun tief ein und aus und spüre, wie sich der dunkelblaue Punkt immer weiter ausdehnt.

- **Schritt 4:** Lasse deine Atmung nun ganz von alleine geschehen. Lasse mit jeder Ausatmung deine Gedanken los und spüre, wie es immer klarer wird. Dein Kopf füllt sich somit immer mehr mit dem dunkelblauen Licht, das aus deinem

Punkt herausstrahlt. Verweile eine Weile in dieser Phase und beobachte das Licht.

- **Schritt 5:** Mache dir nun deine Atmung wieder bewusst. Atme drei Mal tief ein und aus und öffne mit dem letzten Ausatmen deine Augen.

Die Mantra-Meditation

Die Mantra-Meditation hilft dir innere Ruhe zu finden und deinen Körper mit Kraft aufzutanken.

- **Schritt 1:** Setze dich zunächst einmal so hin, wie es dir bequem ist, zum Beispiel in den halben Lotussitz oder dem einfachen Schneidersitz. Die Handflächen liegen dabei auf deinen Knien und können nach oben oder nach unten zeigen. Deine Daumen und Zeigefinger berühren sich und formen sozusagen einen Kreis.

- **Schritt 2:** Nun nehme eine ruhige Sitzhaltung ein und schließe die Augen. Achte darauf, dass dein Oberkörper aufgerichtet ist und deine Schultern leicht nach unten und hinten gerichtet sind. Sitze ganz ruhig und entspannt.

- **Schritt 3:** Jetzt führst du deinen Körper und deinen Geist durch Atemübungen zusammen. Atme tief in den Bauchraum hinein. Atme drei Sekunden lang ein, halte deinen Atem kurz und atme drei Sekunden lang aus. Beim Einatmen hebt sich deine Bauchdecke und beim Ausatmen senkt sie sich wieder. Beim Einatmen sagst du den Satz: „Ich öffne mich." in deinen

Gedanken und beim Ausatmen sagst du den Satz: „Ich lasse los.“ Atme auf diese Weise für ein paar Minuten ein und aus.

- **Schritt 4:** Jetzt lässt du deinen Atem ganz von alleine geschehen und beobachtest ihn. Wenn er langsamer werden sollte, ist das ganz normal. Das ist ein Zeichen dafür, dass sich dein Geist und dein Körper entspannen. Spüre wie die Luft in deinen Körper strömt und wieder herausströmt. Bleibe so lange in dieser Phase der Meditation, bis du dich vollkommen entspannt fühlst.

- **Schritt 5:** Sage in deinen Gedanken bei jedem Ausatmen und bei jedem Einatmen den Wortlaut „Ohm“. Wo spürst du deinen Atem am meisten? Was spürst du sonst noch in dir? Siehst du etwas Bestimmtes? Hörst du etwas Bestimmtes? Dann soll genau das jetzt geschehen. Beobachte es einfach neugierig, ohne es zu beurteilen.

- **Schritt 6:** Atme ein paar Mal tief ein und aus. Spüre die neue Energie in deinem Körper. Wie fühlst du dich? Wenn du bereit bist, dann kannst du deine Augen öffnen und langsam zu deinem Alltag zurückkehren.

Kapitel 5: Hygge – Ein Fazit

Lässt man nun alle gelesenen Informationen zum Thema Hygge noch einmal Revue passieren, dann fällt ohne Zweifel Vieles auf. Zu allererst können wir uns von den Dänen und den anderen skandinavischen Völkern in Sachen Ruhe und Gelassenheit eine große Scheibe abschneiden. Die Dänen zeigen uns mit ihrer Hygge, dass es auch anders geht. Sie zeigen uns, dass man es sich gemütlich machen und entspannen kann, obwohl man täglich einem hohen Leistungsdruck ausgesetzt ist.

Weiterhin zeigen sie uns, dass sich nicht nur jeder selbst der Nächste sein sollte. In Dänemark spielt die Häuslichkeit noch eine wichtige Rolle. Familien gehören nicht nur aufgrund ihrer Blutsverwandtschaft zusammen, sie gehören tatsächlich zusammen.

Durch die Hygge können wir lernen, was es heißt, glücklich und zufrieden zu sein. Wir können lernen, dass die kleinen Dinge im Leben eigentlich die größten sind. Wir können lernen dankbar zu sein und dies auch zu zeigen.

Auch zeigen uns die Dänen mit ihrer Hygge, dass weniger mal wieder mehr ist. Es müssen nicht die materiellen Dinge sein, die zu viel Freude im Leben beitragen. Vielmehr sind es alltägliche Situationen, die einen glücklichen Menschen ausmachen. Dank der

Hygge können auch wir lernen, uns auf das Wesentliche zu besinnen. Wir können üben, wie es ist, sich Zeit für die wirklich wichtigen Dinge zu nehmen. Wir können unser hart verdientes Geld gezielter ausgeben und etwas Sinnvolles damit anfangen.

Die Hygge zeigt uns aber auch, dass es sich hierbei nicht mehr ausschließlich um einen Einrichtungstrend oder eine dänische Tradition für die eigenen vier Wände handelt. Vielmehr heißt die Hygge von heute auch, einmal raus zu gehen. Sie bedeutet, dass man ihre Ursprünge in die heutige Zeit mitnimmt. Sie zeigt, dass das spontane Lebensgefühl meistens das Richtige ist.

Disclaimer

Die Benutzung dieses Buches und die Umsetzung der darin enthaltenen Informationen erfolgt ausdrücklich auf eigenes Risiko. Der Verlag und auch der Autor können für etwaige Unfälle und Schäden jeder Art, die sich durch die Verwendung dieses Buches ergeben, aus keinem Rechtsgrund eine Haftung übernehmen. Haftungsansprüche gegen den Verlag und den Autor für Schäden materieller oder ideeller Art, die durch die Nutzung oder Nichtnutzung der Informationen bzw. durch die Nutzung fehlerhafter und/oder unvollständiger Informationen verursacht wurden, sind grundsätzlich ausgeschlossen. Rechts- und Schadenersatzansprüche sind daher ausgeschlossen.

Das Werk inklusive aller Inhalte wurde unter größter Sorgfalt erarbeitet. Der Verlag und der Autor übernehmen jedoch keine Gewähr für die Aktualität, Korrektheit, Vollständigkeit und Qualität der bereitgestellten Informationen. Druckfehler und Falschinformationen können nicht vollständig ausgeschlossen werden. Der Verlag und auch der Autor übernehmen keine Haftung für die Aktualität, Richtigkeit und Vollständigkeit der Inhalte des Buches, ebenso nicht für Druckfehler. Es kann keine juristische Verantwortung sowie Haftung in irgendeiner Form für fehlerhafte Angaben und daraus entstandenen Folgen vom Verlag bzw. Autor übernommen werden.

Hinweis: Die Links auf externe Webseiten in diesem Buch sind Empfehlungs-Links, zu denen ich eine Provision bekomme. Wenn du auf diese Links klickst und etwas kaufst, bekomme ich eine kleine Provision. Für dich ändert sich der Preis aber nicht und es hat keine Nachteile für dich.

Impressum:

Autor: Anja Larsen

Kontakt: Roland Rauch, Enzkofen Siedlung 13, 94447 Plattling
Covergestaltung: Anja Larsen
Coverfotos: Depositphotos.com
weitere Fotos im Buch: Depositphotos.com

35092489R00036

Printed in Poland
by Amazon Fulfillment
Poland Sp. z o.o., Wrocław